AF373726

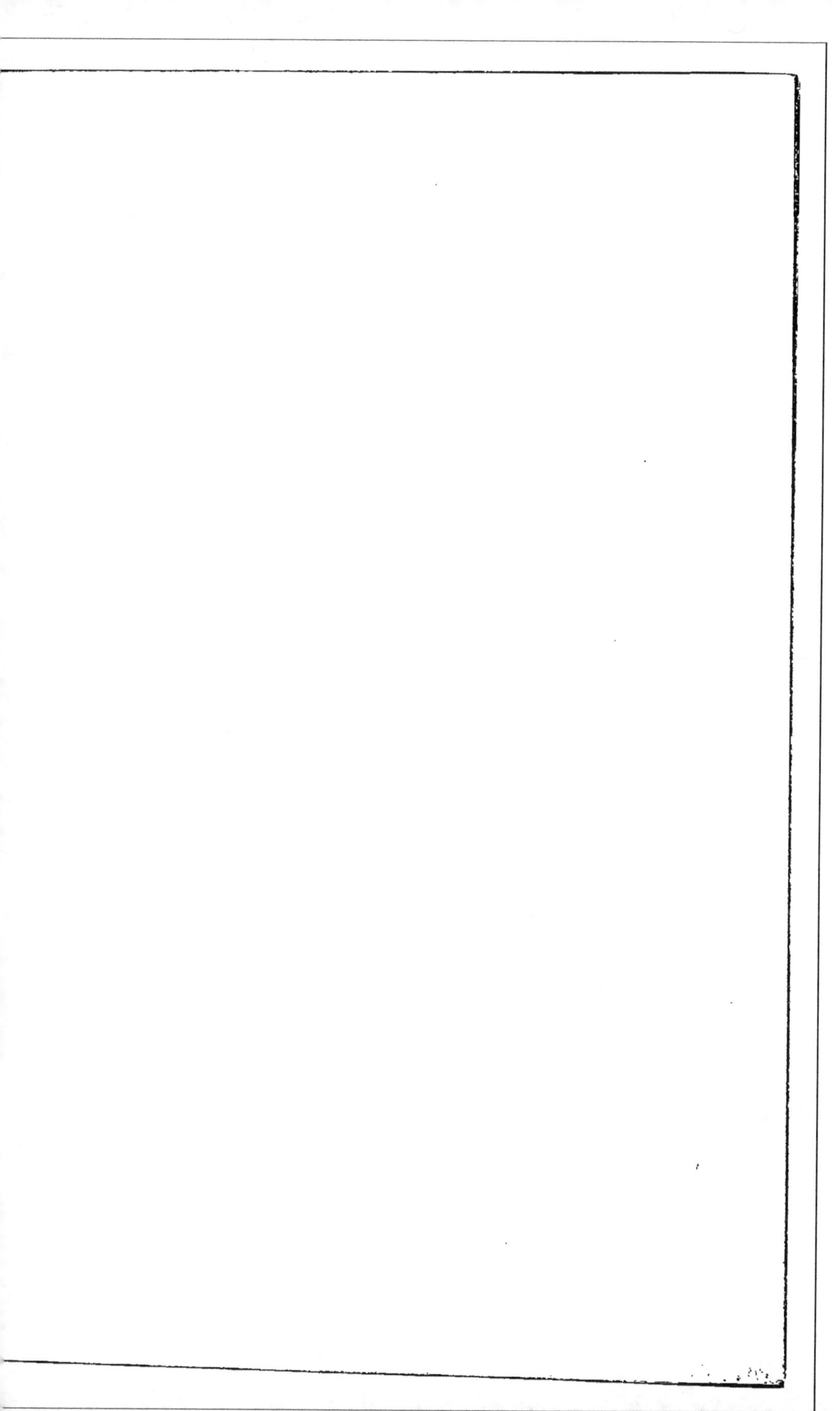

DES BASES

DE

L'ACTIVITÉ VITALE

ET

DE SES APTITUDES

PAR

LE DOCTEUR J. RAMES

Ancien Interne des Hôpitaux de Paris
Membre correspondant de la Société médicale des Hôpitaux
de Paris
et de la Socité des Sciences médicales de Lyon
Ancien Médecin en chef de l'Hospice d'Aurillac

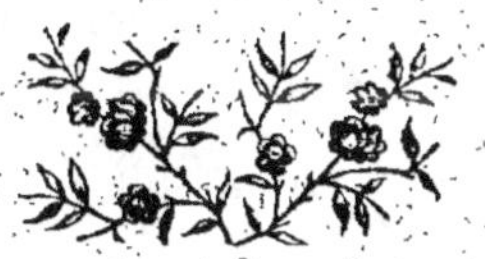

AURILLAC
IMPRIMERIE H. GENTET
6, rue Marchande
— 1895 —

DU MÊME AUTEUR

Note sur l'Action physiologique du Bromure de potassium. (*Union médicale*, novembre 1849.)

Thèse sur le même sujet, avril 1850.

Considérations générales montrant la Maladie comme une autre face de la Vie, établissant l'importance de Sociétés de Médecine locales. (*Bul. Soc. méd. Cantal*, 1861.)

Compte rendu d'une Épidémie de Variole aux environs d'Aurillac, 1861-1863. (*Loc. cit.*)

Influence saisonnière avec Mouvement météorologique et pathologique et Tableaux de Mortalité, 1864-1868. (*Loc. cit.*)

Observations diverses. (*Gazette des Hôpitaux*, 2 août 1862, 17 août 1876 ; *Union médicale*, mars 1873.)

Rapports trimestriels à la Société médicale des Hôpitaux sur les Maladies régnantes, 1873-1878.

Aperçu sur le Fonctionnement du Système nerveux, 1878.

Précis de Plastique du Corps humain, 1886.

DES BASES

DE

L'ACTIVITÉ VITALE

ET

DE SES APTITUDES

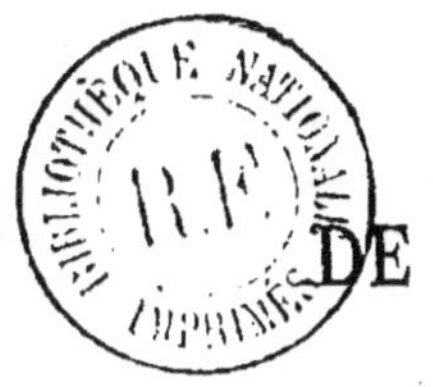

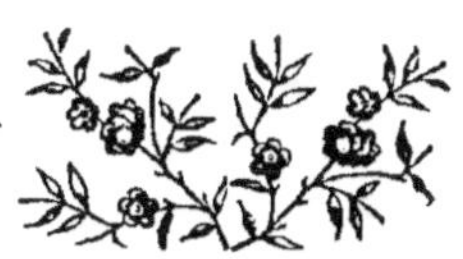

AURILLAC
IMPRIMERIE H. GENTET
6, rue Marchande
— 1895 —

DES BASES DE L'ACTIVITÉ VITALE

ET DE SES APTITUDES

Vivre, avoir par devers soi les moyens de se continuer dans la vie, en user avec méthode, sont des conditions qui s'imposent à toute existence qui veut être de durée. Y déroger, c'est disparaître.

Au point de vue d'une étude à faire, ces trois ordres de considération offrent cet avantage de pouvoir catégoriser un sujet où tout se tient et s'enchevêtre et de permettre de l'aborder par le côté *doit et avoir*.

Mettant à profit cette facilité, nous dirons : La vie est le mode d'existence de la matière animée. L'exercice de la vie se fait en dépense ; un ravitaillement y est nécessaire.

Tout corps vivant, comme tout état de maison, a son budget. Maintenir ce budget en équilibre est pour lui question de vie ou de mort. La nature y réussissant, il est naturel de la prendre pour guide, de pénétrer son œuvre autant que faire se peut, de s'initier aux voies et moyens qu'elle y emploie et de se rendre compte de ses ressources.

C'est à ce genre d'étude que nous allons nous occuper, commençant par un exposé sommaire de la constitution d'un corps animé vivant, y utilisant les données physiologiques modernes.

§ 1er. — *Organisme au repos.*

Et d'abord les bases de la vie dans l'animalité.

La *monère*, le plus simple des organismes, est un petit corps souvent microscopique, d'essence comme muqueuse ou gélatineuse, de forme arrondie, variable, mais toujours délimitée. Elle multiplie par scissiparité et se nourrit par diffusion.

Au-dessus de la *monère*, un peu plus haut dans l'échelle animale, on trouve la *gastrula*, autre petit corps de quatre à cinq millimètres de grandeur, ayant la configuration d'une petite poche à une seule ouverture. Le courant de nutrition se fait de la couche intérieure à celle de l'extérieur.

Ces deux existences primitives, nous les donnons en préliminaires, par la raison qu'abstraction faite de la grande influence de milieu à génie inconnu, mais qui commande aux organisations et les dicte, elles nous initient au faire, à la façon de procéder de la nature, alors qu'elle s'occupe au substratum sur lequel repose la vie et qu'elle en est à la simplicité de ses premiers essais.

Manifestation vitale, transition ménagée d'un organisme à un autre, courant de nutrition, jeu de deux surfaces à fonctionnement opposé, mais se complétant, jeu comparable à celui des plateaux d'une balance chargée de maintenir la vie en équilibrant le doit et avoir, cavités d'attente, sont tous des éléments d'organisation qui se retrouvent chez ces petits êtres à l'état d'indication bien accusée. Leur mise en œuvre par la nature y est parfaitement saisissable. Or, n'est-ce pas là la consécration voulue pour cet ordre de faits ?

Voyons plutôt ; soumettons ces données à une analyse réfléchie.

La *monère*, en se multipliant, accuse une existence, traduit un mouvement vital ; tout en elle porte le cachet d'une base organique. Pour, de *monère*, devenir *gastrula*, que faut-il ? Qu'un certain nombre de *monères*, au lieu de rester isolées, se soient assemblées en un groupe de forme obronde ; que la poussée de nutrition, prenant une direction déterminée, tenant une ligne, vienne s'exercer sur un des côtés du groupe : ce côté, cédant petit à petit, s'excave d'abord et finit par s'accoler à la concavité de la paroi opposée. On aura ainsi une poche à double épaisseur de cellules, une *gastrula*.

Par cette transformation, l'exercice de la vie s'élève d'un degré ; le mouvement nutritif y acquiert une direction, et les vivres, par le jeu des deux couches cellulaires, y gagnent élaboration, mise en place et délimitation : l'une des couches absorbant et tamisant le plasme nutritif ; l'autre, au contraire, dépensant, mais limitant l'œuvre. Les deux couches cellulaires, à fonctions différentes, ont une solidarité telle que, l'une faisant défaut, la vie cesse.

L'expérience suivante de Laurent sur les hydres (famille de la *gastrula*) en fait foi : « Tout lambeau pris sur une hydre, quelque petit qu'il soit, reproduit toujours cette hydre si le lambeau comprend la peau interne et externe, et jamais si l'une d'elles n'a pas été comprise. »

De plus, la forme en poche de la *gastrula*, tout en restant l'indice d'un courant de nutrition qui a exercé sa poussée et inauguré un nouveau mode de ravitaillement, peut aussi être considérée comme l'emblème d'un appareil d'attente, d'un moyen de contention resté à l'état d'invite.

Il n'est pas jusqu'à l'existence des deux membranes superposées qui ne laisse prévoir la possibilité d'une organisation future dans leur intervalle.

*
* *

A l'animalité à ses débuts, fait-on succéder les premières assises d'un corps animé d'ordre supérieur, on voit à la *monère* se substituer la *cellule* et avec elle reparaître une succession de phénomènes analogues à ceux que nous venons de dire.

Comme les *monères,* les *cellules* se multiplient par scissiparité et se nourrissent par diffusion dans le plasme où elles baignent. Elles aussi se groupent, et, si sur un point de ce groupe un courant de nutrition vient à se diriger, la *gastrula* apparaît, cette forme en poche à une seule ouverture, à double enveloppe, apte, comme nous le verrons, à des destinations bien variées.

Du reste, pour mieux se rendre compte de cette évolution cellulaire, on n'a qu'à suivre les premiers linéaments de la vie se dessinant dans un germe. Tout d'abord, c'est à son intérieur une multiplication de *cellules.* Bientôt celles-ci, obéissant à une impulsion venant du dedans, sont refoulées à la périphérie, tamisent le liquide tout en cheminant et, arrivées à la circonférence, s'y disposent en une membrane de forme sphérique, qui bientôt se dédouble. Tout est encore confondu ; mais, petit à petit, l'embryon se dénote sur un point, dans l'intervalle des deux membranes, le nutriment à côté. L'embryon grossit, les provisions baissent. Ce premier stock épuisé, un courant nutritif à direction bien déterminée lui succède. Sous sa pression, le nouveau produit s'incurve en forme de nacelle jusqu'à ce que les apports nutritifs l'aient gonflé et soufflé, une porte d'entrée seule restant libre pour le ravitaillement.

Comme on a pu en juger, multiplication cellulaire, nutrition diffuse d'abord, puis, par courant bien accusé, jeu de deux surfaces, l'une recevant, l'autre limitant, ce sont bien là des phénomènes analogues à ceux que présente l'animalité au début. Un pas en avant dans la voie du progrès peut toutefois être constaté. Le nutriment destiné au germe est déjà approprié et des dispositions sont même prises afin que processus cellulaire et mouvement nutritif soient toujours en parfaite concordance.

Avant d'abandonner cette revue embryogénique, quelques remarques sont à faire.

La première est qu'un fœtus, encastré comme il l'est dans un autre corps, ne saurait être accepté comme la représentation d'un organisme fait. Sa comparaison avec la position des autres organes du même corps permet toutefois de dire qu'il tient la tête, qu'il établit la transition, qu'il justifie, dans une certaine mesure, cette idée de Virchow qui voit dans l'organisme élevé d'un individu toute une organisation résultant de la réunion d'unités vitales qui, à l'état virtuel dans le germe, se sont développées plus tard.

Ensuite, par lui, le jeu des deux surfaces est bien mis en relief. L'externe, ne recevant pas d'excitation, est annihilée en quelque sorte ; l'interne est tout : aussi le fœtus est-il surtout œuvre d'édification. Enfin, son existence transitoire, ses dépenses à peu près nulles font que chez lui les déchets sont en quelque sorte supprimés, alors que les organes sont obligés, eux, de se débarrasser et de leurs produits et de leurs excrétions.

* * *

Ces observations faites, arrivons à un organisme en pleine période d'état, libre dans son milieu.

Une vue d'ensemble, suivie de celle des deux surfaces et, comme finale, de son aménagement intérieur, nous permettra d'en avoir le concept idéal, le schème.

Les études microscopiques, en perçant à jour un milieu organisé, ont démontré que son ensemble, comme fonds de texture, est constitué par un réseau de mailles qui, de la surface gagnant les profondeurs, y tisse une trame, un canevas vivant, et transforme un fonds organisé en une ruche utriculaire. Ce travail est dû aux cellules ordinaires, qui, dans ce but, se transforment en fibres connectives. Cet avantage en résulte, qu'une perméabilité s'étendant à tout l'organisme permet au liquide nourricier de s'épandre partout.

Les subdivisions dans l'ensemble sont dues à des lamelles cellulaires qui capsulent le tout par régions, par compartiments, par parcelles.

La forme *gastrula* y foisonne. A la voir ainsi perdue dans les tissus, passée du rang d'individualité libre à celui de comparse, on pourrait la croire déchue : il n'en est rien. Sa configuration anatomique, en forme de réceptacle, a trouvé partie prenante ; ses allures d'invite ont été exaucées. A l'état de satellite auprès du grand germe, elle est germe pareillement, quoique subordonnée. Dans son intérieur pullulent des cellules spéciales ayant leur mode d'irrigation. De là des unités vitales complémentaires — comme nous l'avons dit, d'après Virchow — qui, obéissant à une poussée de nutrition, se séquestrent réciproquement par voisinage, établissent des cantonnements, des régions, et y jettent le fondement d'appareils destinés à fournir aux diverses indications de la vie.

Comme on a pu en juger, si une certaine uniformité dans la contexture pouvait faire craindre une certaine confusion, la nature spéciale des cellules, leur mode d'existence, l'aménagement des appareils, leur fonctionnement, auraient bien vite fait d'établir les caractères différentiels qui permettent de les classer, de les catégoriser.

Parmi ces classements, il en est un qui doit trouver sa place ici : car, tout en l'illuminant d'une grande clarté, il sera le digne couronnement du schème que nous venons d'exposer.

Cette démarcation consiste à se représenter l'ensemble d'un organisme entier, organes et appareils, sous forme de deux colonnes stratifiées, juxtaposées et placées sur deux lignes parallèles.

L'une d'elles, de nutrition, base commune à toute l'animalité, fournissant à tout l'ensemble, peut être dite à courant descendant. Elle consiste en une série de laboratoires qui, partant de l'entrée des vivres, se continue jusqu'à la sortie des déchets.

L'autre, de relation, est, au contraire, ascendante. Ses appareils, qui se superposent et s'élèvent pour prendre contact avec les impressions du dehors, obéissent à la loi du progrès et vont s'épurant, se perfectionnant jusques à leur apogée actuel, le cerveau humain.

De destination différente, quoique solidaires ces deux ensembles ont une évolution embryogénique qui les distingue. Des deux cavités qui leur sont destinées, l'une se boucle en avant, l'autre en arrière, les processus cellulaires qui doivent les enclore allant à l'opposé.

Ici s'arrête notre première considération. Après l'avoir suivi dans le gros de sa texture intime et dans ses grandes lignes, donnons à un organisme son revêtement du dehors et du dedans, ses surfaces délimitantes.

Un simple exposé ne saurait permettre d'aborder même le détail des perfectionnements subis par ces deux surfaces.

Qu'il nous suffise de dire que l'externe, devenue tégument cutané, s'est modelée sur le relief des organes intérieurs, y a acquis une forme et le cachet d'une individualité. Munie d'appareils qui la mettent en contact avec les excitations du dehors, elle est plus que jamais l'occasion de dépenses et ajoute au cahier des charges.

Quant à l'interne, à cette heure revêtement muqueux, dans la nécessité de parer à toutes les causes de déperdition, elle a dû obéir aux exigences du courant de nutrition. Elle est toute à l'intérieur, abouchée qu'elle est avec tout ce qui consomme, soit dans les anfractuosités, soit dans les canalisations.

Ces deux surfaces représentent le bilan de la vie ; elles sont le miroir où vient se refléter en dernier ressort l'expression d'un échange moléculaire à l'état normal.

Les études faites sur les pugilistes ont appris qu'une peau exempte d'éruptions et un bon sommeil sont les signes d'un entraînement à son apogée.

Maintenant, entre ces deux surfaces, que d'élaborations intermédiaires, que d'œuvres spéciales, qui, elles aussi, ont besoin dans une juste mesure et d'éléments d'excitation et de moyens de modération ! Apprendre par quelles sages dispositions la nature a su graduer son action et la faire contribuer au jeu régulier de l'ensemble va être l'objet de notre troisième point de vue.

Un organe, un appareil ne sauraient atteindre à la

hauteur d'une individualité vraie. Ce que nous avons dit de l'embryon leur est parfaitement applicable. Leur limite extérieure ne paraît avoir d'autre destination que d'établir une barrière à l'encontre des désordres possibles du voisinage et de circonscrire un champ d'opération. Peut-être pourrait-on ajouter que, continuant au dedans la susceptibilité du revêtement extérieur au dehors, elle se montre très impressionnable aux excitations morbides.

Le grand rôle, dans tous les cas, est aux agrégats cellulaires de l'intérieur.

Là existent des laboratoires où, du commerce des cellules et du plasme qui les baigne, résultent et l'édification organique et l'établissement des fonctions qui s'y rattachent ; là alternent et se succèdent, faisant le jeu, et l'excitation apportée du dehors, qui pousse à la rénovation des éléments plastiques par leur usure, et le calme venu du dedans, qui y remédie en apportant et permettant la mise en place des matériaux de secours.

A cette indication ne pouvaient être employés que des éléments actifs, mobilisés, agissant sur place, ayant accès jusque dans les profondeurs des organes.

La nature a résolu la difficulté de la façon suivante.

Alors que les vivres venus du dehors ont subi l'élaboration qui en a fait un nutriment assimilable, ce dernier est encore versé et brassé dans un courant de circulation générale, et dans ce courant mis au contact d'éléments anatomiques figurés, sous forme de *globules*.

Or, c'est à ces globules qu'a été donné le pouvoir de se transformer pour suffire aux deux indications voulues et les transmettre dans les profondeurs d'un organisme.

Tantôt, ayant subi les effets du dehors, fortement oxygénés, devenus rouges rutilants, passés à l'état de brûlots, ils surchauffent la matière plastique, mettent en mouvement, attisent l'échange cellulaire ; tantôt, éteints dans l'acide carbonique, passés au bleu, ils deviennent modérateurs, cheminent en plein nutriment et apportent le calme voulu pour une œuvre de bâtisse.

Avec eux, le tableau, à peine ébauché, que nous avons donné d'un intérieur de tissu, se complète. En effet, dans ces agrégats, où des cellules d'un génie spécial reçoivent et utilisent dans un but déterminé l'appoint d'un plasme approprié, des colonnes de globules rouges et de globules bleus circulent, endigués dans leurs vaisseaux. Tour à tour les rouges ou les bleus prennent la prépondérance, créant ainsi une circulation spéciale, suivant le génie de la fonction, suivant ses besoins ; ainsi, par l'excitation ou par le calme, se continue dans l'intérieur l'échange moléculaire nécessaire à l'exercice de la vie.

Ici, nous arrêterons cette première étude, dont le but a été de passer en revue le fonds et la forme des éléments qui, régis par les lois d'organisation, permettent à une œuvre de vie de s'effectuer.

Dans l'animalité, le fonds est apparu sous l'aspect d'un petit corps rudimentaire, se nourrissant par diffusion, la *monère ;* la forme, sous celui d'une poche à une seule ouverture, à double couche de cellules, donnant lieu à un courant de nutrition, la *gastrula.*

Dans un organisme de rang élevé, les mêmes bases ont réapparu, le *fonds* dans la cellule, la *forme* dans ses membranes délimitantes. Le même jeu de balance pour le doit et avoir y a été partout disposé.

§ II. — *Organisme en action.*

L'étude précédente nous a initiés au substratum d'un corps animé vivant, mais supposé au repos. Dans celle-ci, laissant, au contraire, le mouvement s'y accentuer, nous allons rechercher, non pas son origine, problème hors de la portée de l'esprit humain, mais son mode d'apparition et ses moyens d'action.

Son entrée en scène nous paraît se faire ainsi.

Tout travail d'organisation tendant à la vie se fait par voie d'expansion ; le travail fait, un retrait suit.

En preuve du phénomène d'expansion, on a la multiplication cellulaire ; en témoignage du retrait, les déchets.

Les recherches microscopiques ont appris qu'un conduit de décharge est appréciable dès les premières assises d'un produit en formation.

Expansion, retrait, sont donc deux modes de mouvement qui, par leur tendance opposée, par leur succession, impriment à la matière organisée un ébranlement régulier, le premier agissement de la vie.

Bientôt, usant du privilège qu'elle a d'élever une manifestation tout d'abord rudimentaire et disséminée à l'état de propriété de tissu, la nature entre en possession de deux éléments anatomiques figurés nouveaux, de la cellule musculaire contractile, qui localise et détaille le mouvement, et de la cellule nerveuse sensible, qui, à la sensation obtuse de la matière organisée à l'état naissant finit par associer toutes les nuances possibles de la sensibilité.

Ces deux éléments agissent de concert. Écoutons à ce sujet Claude Bernard : « La sensibilité et le mouvement, ces deux attributs les plus élevés de l'animalité, sont tellement connexes que l'un sans l'autre ils n'auraient pas de raison d'être. »

Leur connexité est telle qu'au début de l'animalité, ils existent dans la même cellule. Cette cellule névromusculaire, comme il l'appelle, Hœckel la décrit ainsi : « La portion externe arrondie des cellules exodermiques demeure sensible et fonctionne comme élément nerveux ; la portion interne filiforme des mêmes cellules devient contractile et, quand elle est excitée par

la première, fonctionne comme élément musculaire. »
Et, par le fait, il ne saurait en être autrement. Sensibilité et mouvement constituent les deux phases voulues pour qu'un acte s'accomplisse. Chacune d'elles,
isolée, ne peut rien. Quelque distants que soient ces
deux éléments d'action, leur union est forcée pour
qu'un résultat s'en suive.

La cellule névro-musculaire, en les rendant conti-
gus, permet à ce que l'on pourrait appeler le second
stade de la vie de se produire. Associer au mouvement
de soulèvement et de retrait du début une contraction
sur place, localisée et correspondant à l'endroit d'une
sensation perçue, c'est être cause d'un effet qui donne
la clef de ces progressions qui font cheminer un produit, qui inaugurent l'impulsion première d'un batte-
ment cardiaque, qui suffisent à maintenir l'existence
d'une quantité innombrable d'organismes inférieurs.
Passons.

La vie est en progrès ; à son exercice d'autres ressources sont nécessaires. S'agit-il, en effet, d'un organisme d'un certain ordre, exister n'est pas tout, il lui
faut se continuer dans la vie et pour cela s'en créer les
moyens. De là des complications nouvelles, de là des
indications qui surgissent, et cependant l'assujettisse-
ment aux mêmes lois s'impose. La division du travail
physiologique aura beau s'effectuer, la sensibilité et la
mobilité acquérir des territoires séparés, sans leur
coopération, pas de résultat possible.

Si on pouvait en douter, qu'on réfléchisse aux considérations suivantes.

Verba volant, scripta manent. Ce dicton, en dénotant la gradation qui peut exister dans la fixation d'une idée, sans préjuger de la matérialité de son origine, confirme toujours ce point que l'émission d'une idée ne saurait se passer d'un côté plastique.

S'il en est ainsi pour les phénomènes du ressort de l'intelligence, à plus forte raison doit-il en être de même pour ceux d'un ordre purement physique. Voyons plutôt.

Que des organes, que des appareils se forment en groupe, obéissant aux lois d'organisation, qu'ils se coordonnent, qu'ils se catégorisent, qu'ils usent du second mode d'existence que nous venons de dire, sans un côté idéal, émanation se dégageant de l'ensemble, lui préexistant, et qui vient s'ajouter au côté plastique, ils ne sauraient fournir à une indication ; leur action ne saurait converger vers un but.

Réfléchir à ces données, c'est reconnaître, dans l'ordre des faits même les plus élevés, la coopération des deux éléments déjà dits, quelque modification qu'ait pu subir l'un d'entre eux, la sensibilité.

Mais, demandera-t-on, en quel *substratum* vient s'incarner cette faculté centralisatrice ? Nous répondrons : En un tissu plus affiné que les autres et qui va s'épurant encore en gagnant les sommets de l'organisation, en la cellule nerveuse.

A la cellule nerveuse, en effet, sont dévolues deux grandes missions. D'abord celle de fournir aux organismes d'un rang élevé un troisième mode de mouvement, qui, s'ajoutant aux deux autres, leur permet de pourvoir à leur ravitaillement ; aussi le privilège de consigner et de centraliser sur certains points le résultat de ce nouveau mode d'action et d'en faire l'apprentissage de toute une vie.

A cette double destination, deux modes anatomiques sont affectés.

Dans un premier mode, les cellules se soudent bout à bout et s'utilisent comme moyen de communication ; on les désigne sous le nom de *nerfs*. Dans le second, elles se groupent et forment des agrégats cellulaires dénommés *ganglions nerveux*.

Notre intention n'est pas, comme on le comprend, d'aborder dans un exposé pareil sujet d'étude ; seulement, pour l'intelligence de ce que nous avons à ajouter, les notions suivantes sont indispensables.

Voyant un mouvement répondre à une sensation, cela sans que le *sensorium commune* en soit averti, on a cherché et reconnu qu'un ganglion nerveux s'était interposé ; on en a conclu qu'il servait d'intermédiaire, et le *schème* suivant en est provenu.

D'un côté, la sensibilité, de l'autre, la mobilité ; au milieu, un ganglion nerveux relié aux deux autres par des nerfs.

Tel est le cadre anatomique qui a reçu le nom d'*arc*

diastaltique, d'*arc excito-moteur*. Sa mise en action est la suivante.

Si on excite le côté sensibilité, l'élément musculaire se contracte, quoique le ganglion nerveux soit interposé entre les deux. Cette première excitation faite, s'adresse-t-on après au ganglion lui-même, une contraction se produit encore.

Ce jeu d'ensemble, résultant de la convergence sur un terrain d'union de l'influx sensitif et de l'influx moteur venant d'appareils séparés, a reçu le nom de *mouvement réflexe* ou de *réflexe* tout court.

Indépendant des deux premiers dans une certaine mesure, le troisième ordre de mouvement a dans ses moyens la faculté de se spécialiser et d'être perfectible. Bien plus, donnant occasion à deux facteurs de nature différente de s'exercer sur une matière première, il devient cause qu'une œuvre s'établit, œuvre variable, perfectible aussi et qui par sa diversité constitue l'apprentissage de toute une vie.

A l'effet d'avoir des réflexes une conception plus nette, donnons en exemple le clignement des paupières, le plus appréciable d'entre eux.

Une gêne se produisant à la surface de l'œil, les paupières, pour y remédier, se contractent, et cela sans qu'on en ait conscience ; d'autres fois, le clignement est aux ordres de la volonté.

On admet, dans le premier cas, que la souffrance de

l'œil est transmise par les nerfs sensitifs à un ganglion nerveux indépendant de la volonté, mais qui aurait le pouvoir de faire contracter l'ensemble musculaire des paupières.

Dans le second cas, c'est par l'intermédiaire d'un ganglion cérébral, correspondant du premier, que le même effet se produit, cette fois volontairement.

Comme exemple de la correspondance d'un ganglion à un autre, citons l'expérimentation suivante :

« Des nerfs de la vie organique, partis des vésicules séminales, des canaux déférents, des urétères, de la vessie, s'élèvent et vont s'aboucher dans la partie inférieure de la moelle épinière ; or, il suffit d'exciter ce tronçon médullaire pour voir se contracter les organes ci-dessus.

« Un effet tout semblable se produit, si on vient à exciter pareillement les pédoncules cérébraux. »

Ces notions dites, bien des obscurités subsisteront ; avec un simple exposé, il ne saurait en être autrement. Du reste, quelques-unes se dissiperont par l'examen plus circonstancié que nous allons faire des cordons nerveux d'abord, des ganglions ensuite, pour en arriver au mode de fonctionnement d'une économie vivante telle que nous la comprenons et pour juger de la base de ses aptitudes.

* *

Une organisation débutant, tout y est confus, les

nerfs comme le reste. A mesure que des spécialités s'y créent, les nerfs, soumis à la loi commune, se diversifient et reçoivent leur dénomination des organes et des appareils auxquels ils se rattachent : nerfs optiques, olfactifs... Leur grande division en nerfs *sensitifs* et nerfs *moteurs* va seule nous occuper ici.

Une première question se pose : Tout nerf étant considéré comme donnant passage à un courant, la direction de ce courant est-elle la même pour tous ?

Suivant la version acceptée et ayant cours, la direction du courant chez les nerfs sensitifs serait *centripète* et irait de la périphérie du corps vers les centres nerveux.

Chez les nerfs moteurs, le courant serait de direction tout opposée. Parti des centres nerveux, il irait vers les muscles et serait partant *centrifuge*.

Disons-le de suite, cette dernière version nous paraît erronée et tenir à un défaut d'interprétation.

Toutefois, quelque valable que soit une manière de voir, du moment qu'elle n'a pas cours, fût-elle vraie, elle ne saurait être donnée que sous réserves et avec documents à l'appui.

Nous conformant à la règle et ayant à réfuter cette version que le courant chez les nerfs moteurs est centrifuge, nous lui opposerons d'abord la remarque suivante.

Comment ? la sensibilité et le mouvement l'un sans l'autre n'ont pas de raison d'être, leur coopération peut seule fournir un résultat, leurs appareils, éloignés les uns des autres, n'ont d'autre moyen de communication que les nerfs, et dans ces nerfs, leur représentation, la direction du courant irait en sens contraire, le sensitif tirant à *huc* et le moteur à *dia !*

On l'avouera, dans de pareilles conditions, une centralisation paraît difficile à réaliser. Or, le doute se faisant, on se demande s'il n'existe pas de données scientifiques allant à l'encontre de cette interprétation : que, dans le nerf moteur, le courant est à direction centrifuge.

Mettons en ligne les suivantes.

C'est un fait connu, la contractilité est une propriété inhérente à la fibre musculaire. Là elle naît, de là elle part, là elle vient mourir.

Exp. Sur un animal expirant, le principe incitateur du mouvement petit à petit se retire du cordon nerveux moteur vers le lieu de son origine et se perd définitivement dans le muscle qui reste le dernier susceptible d'excitation.

Le nerf moteur peut-il être considéré comme étant la représentation de l'élément contractile ? aurait-il le rôle d'un accumulateur ? L'expérience suivante porterait à le penser.

Exp. L'amplitude du mouvement provoqué dans un muscle par une excitation électrique augmente à mesure qu'on porte l'excitation plus loin du muscle exploré, sur le trajet du nerf qui s'y attache.

Qnant à la possibilité d'un courant nerveux allant en amont chez les nerfs moteurs, elle ressort des faits suivants.

Exp. Si l'on excite l'un des rameaux périphériques d'une fibre nerveuse motrice que l'on a fendue, l'autre rameau transversal entre aussi en contraction, pourvu que le tronc commun soit intact.

Exp. Le muscle couturier chez la grenouille n'a qu'un seul nerf. Si on le coupe et qu'on excite le bout central, des contractions réflexes se produisent sur le territoire des autres nerfs.

Multiplier ces résultats expérimentaux serait sortir du cadre d'un simple exposé. Bornons-nous à les réconforter des deux réflexions suivantes.

Il est reconnu qu'arrivés dans la substance du ganglion, filets sensitifs et filets moteurs voient disparaître leur caractère distinctif, les premiers n'accusant plus de sensibilité, les seconds ne communiquant plus le mouvement.

Appliquée au courant centrifuge du nerf moteur, cette donnée entraîne cette conséquence qu'une aptitude nerveuse, absente au départ, se produit en route, comme si le nerf moteur, distrait d'abord, s'apercevait qu'il doit se mettre en harmonie avec l'appareil auquel il va se relier. N'est-il pas plus naturel d'admettre pour ces mêmes nerfs moteurs ce qui est acquis aux autres : qu'ils sont les représentants des appareils qu'ils continuent, et que, leur mission remplie et le milieu changé, ils peuvent être appelés à d'autres destinées et changer de caractère.

Cette première remarque faite, ajoutons la seconde, qui sera comme une démonstration par l'absurde.

Il est dit qu'une excitation se produisant sur l'élément sensible parcourt toute la chaîne, cordons nerveux et ganglion intermédiaire, pour arriver à l'élément musculaire et le faire se contracter. Admettons qu'il en soit ainsi ; comment s'expliquer, sans une entente préalable entre les deux éléments sensitifs et moteurs, que cette contraction puisse se faire dans une mesure voulue et même qu'elle soit susceptible d'éducation ? Et, ce qui ne se comprend pas du tout, sans une phrase restant inscrite sur le ganglion, c'est qu'une cause autre que la première et survenant plus tard ait le pouvoir de rééditer le même thème, et que ce pouvoir par correspondance puisse évoluer dans un autre ganglion.

Il est notoire cependant que les réflexes instinctifs sont perfectibles, qu'ils peuvent passer dans le domaine de la volonté et être à sa disposition ; comme aussi il est reconnu que des mouvements volontaires au début peuvent, par le fait d'une longue éducation, devenir en quelque sorte instinctifs.

Des réflexes et de leur correspondance, nous avons donné deux exemples.

Quant aux mouvements qui de volontaires deviennent instinctifs, on n'a qu'à reporter sa pensée sur le doigté des instrumentistes pour en avoir une preuve.

L'ensemble des notions qui précèdent nous paraît bien suffisant pour qu'on ne laisse plus le nerf moteur hors concours, pour qu'on reconnaisse à son courant, comme aux autres, une direction centripète, pour enfin que son influx ait sur le ganglion nerveux sa part d'action.

La suite de cette étude se montrera, du reste, tout à fait conforme à cette manière de voir.

* *

A l'heure actuelle, le fait est acquis. Sur le terrain ganglionnaire, les apports nerveux sont en présence, prêts à agir de concert. Qu'une excitation survienne, et un réflexe se produira. Eh bien, dans ce concours d'éléments pour une œuvre à faire, quel est le rôle réservé au ganglion nerveux ? La réponse n'est pas facile. On ne saurait l'entrevoir qu'en recherchant dans la nature un ordre de phénomènes analogues et en l'appuyant sur ce fait indéniable que tout acte réflexe laisse dans les centres nerveux un résultat plastique qui en rend l'impression apte à reviviscence. Quelque inexplicable que soit cet effet, il en est de plus incompréhensibles encore et cependant bien avérés.

L'analogie vous guidant, on en arrive aux virtualités

inhérentes au germe. Ces effets non saisissables permettant une échappée de vue sur l'inconnu, nous allons tâcher d'en profiter.

Tout germe d'un rang élevé résulte d'une combinaison de cellules, est partant d'ordre composite. Recherché dans ses éléments, on y trouve un principe spécialement actif, le zoosperme, dont la forme anatomique est celle d'une cellule nerveuse à l'état libre ; étudié dans ses moyens, il présente une faculté spéciale, de nature ignorée, mais de résultats très constatables, celle d'avoir en virtualité tout un stock d'atavisme, et cela sous une forme tellement insaisissable que l'esprit humain s'y perd et reste dans les à peu près. Quant au consensus nerveux qui caractérise sa mise en performance, tout ce qu'il est permis de dire, c'est qu'il est d'une puissance assez grande pour qu'en pareille occurence l'individualité puisse s'effacer devant l'espèce.

Le côté potentiel du germe ainsi reconnu, rapprochons-en les nerfs et les ganglions nerveux.

Les nerfs ont été dénommés d'après les appareils auxquels ils se rattachent. La raison en est qu'on les a considérés comme en étant la continuité et la représentation. Cette appréciation a-t-elle quelque fondement? Nous le pensons, car elle est en accord avec la marche méthodique de la nature ; elle est dans le sens de la loi du progrès appliquée à la filiation de l'élément nerveux. Par elle, on s'achemine insensiblement vers les ganglions, au sujet desquels on peut dire : Eux aussi sont de composition nerveuse, eux aussi sont l'aboutissant d'influx venus de sources différentes, eux enfin ont besoin d'une certaine excitation pour se mettre à l'œuvre.

Et, s'il en est ainsi, pourquoi ne pas les rapprocher du germe ? pourquoi ne pas reconnaître en leur contexture une substance nerveuse à pénétration, une matière animale sensibilisée, jouissant, comme celle du germe, quoiqu'à un degré moindre, du privilège de percevoir, de résumer, de mettre en réserve une impression reçue, de lui créer des correspondances et de lui donner le moyen de reparaître sous certaines conditions voulues ?

Cette interprétation admise, la chaîne nerveuse se constitue ainsi : génie d'un appareil se survivant dans un nerf ; modification de ce génie, une fois mis en présence d'autres de natures différentes sur le terrain du ganglion ; combinaison s'effectuant par le fait d'une excitation ; acte s'en suivant ; inscription de cet acte dans les centres nerveux, avec aptitude à reviviscence.

Tel est le thème, calqué, si nous ne nous trompons, sur le faire de la nature. Reste à ajouter quelques notions au sujet des correspondances.

Les recherches biologiques ont appris que les centres nerveux ne sont que l'assemblage de ganglions superposés, en correspondance avec les organes, comme nous le savons, et reliés entre eux par des

fibres commissurales qui vont se multipliant à mesure
que l'on gagne les sommets de l'arbre nerveux. Ces
ganglions, affinés en raison du rang qu'ils occupent
soit dans l'échelle des êtres créés, soit dans celle des
strates d'une économie vivante, révèlent par leurs
réflexes depuis les sensations les plus infimes jusques
aux conceptions idéales les plus élevées. Non seulement ils sont en correspondance, mais quelquefois
aussi celles-ci leur créent des antagonismes.

Pour peu qu'on veuille se reporter aux réflexes que
nous avons dit et soumettre leur mode d'agir à l'analyse, on constatera que le côté plastique et le côté
idéal, existant dans une certaine mesure, peuvent bien
se venir en aide, mais que la trop grande prépondérance de l'un peut annihiler l'autre.

Là se bornent nos remarques. Cette fois, l'ensemble
des notions acquises est assez étendu pour nous auto-
riser à émettre une formule au sujet du fonctionnement du système nerveux.

Y verrons-nous un appareil qui commande aux
organes ? Non ; car le commandement suppose l'obéis-
sance, et il est reconnu qu'un organe, quoique séques-
tré de toute attache avec les centres nerveux, continue
à fonctionner, et que, si son jeu s'arrête, c'est par le
défaut de concordance qui en résulte pour l'ensemble.

Nous y verrons une matière première, celle du ganglion, tenant de la nature où de l'atavisme des aptitudes spéciales, deux influences de nature différente

s'y trouvant en présence et n'attendant qu'une excitation pour entrer en consensus ; l'excitation venue, la coopération s'effectuer, une modification de la matière première s'en suivre, et cette modification, subissant les effets mécaniques de poussées contractiles, se transmettre en certains points, s'y imprimer en quelque sorte et y rester fixée.

Nous en conclurons que la destination de l'appareil nerveux est de se constituer à l'état de répertoire vivant et de colliger dans son substratum, par un mode inconnu, les motifs de toute une existence, motifs notés là comme dans un instrument monté et restant à la disposition d'excitations analogues aux premières qui les y ont gravés.

Et qu'on ne dise pas que, dans les choses de l'esprit, le côté contractile n'apparaît pas ; il n'est besoin que de se rappeler les effets résultant d'une vive émotion morale pour reconnaître que tout ce qu'il y a de contractile dans le corps, soit disséminé, soit à l'état d'appareil, en est comme tétanisé. Rapprochant même ces phénomènes des grands besoins de la vie, l'adage que les extrêmes se touchent vous revient en mémoire.

Comparer enfin une simple sensation tactile avec les impressions complexes venues des organes des sens, songer à la combinaison possible de toutes ces influences, c'est à peine entrevoir les conditions voulues pour une manifestation intellectuelle.

On pourrait, à ces données de nature intime, ajouter des considérations de concordance générale, qui viendraient à l'appui, mais ce serait hors de propos et en dehors du but de ce simple exposé.

Laissant de côté les dispositions similaires qui existent entre les parties constituantes de l'axe spino-cérébral et les couches superposées du restant du corps, de même lès minutieuses précautions prises par la nature pour mettre hors de toute atteinte ce capital nerveux, nous allons, pour finir, retrouver notre *doit et avoir* et donner à l'action réflexe sa signification, au point de vue du bilan de la vie.

D'une part est la sensibilité, élément oxygéné, révolutionnaire, dépendance du tégument cutané ; de l'autre, la mobilité, principe de source veineuse, partant conservateur, dérivé du revêtement muqueux ; entre les deux, un territoire comme neutre, celui du ganglion nerveux, ayant toutefois le *tonus* vital.

La nature des éléments en action connue, le travail se devine. L'élément révolutionnaire, la sensibilité, provoque un échange cellulaire, occasionne une dépense ; l'élément conservateur, l'influx moteur, limite la dépense, rétablit le calme.

Ici, nous arrêterons cette deuxième étude.

*
* *

Comme conclusion des deux, nous dirons : Au début de l'animalité, le bilan de la vie s'établit par le jeu de deux membranes qui balancent la dépense et la recette ; plus tard, des organes s'étant interposés, c'est par l'intermédiaire de globules sanguins que l'équilibre se fait ; plus tard enfin, le mode d'existence devenant plus complexe, c'est en s'utilisant à une œuvre que sensibilité et mouvement se compensent.

Ces trois états d'équilibre étant enclavés les uns dans les autres, un consensus général s'impose. Cette conséquence en découle qu'une économie vivante n'ayant à sa disposition qu'un capital fixe, une dépense ne pouvant se faire qu'au détriment des autres, toute occupation compliquée nécessitant une concentration harmonique de l'idée et de l'élément contractile, une juste mesure dans l'exercice de la vie peut seule permettre sa durée. C'est même rêver creux que de croire qu'une individualité puisse suffire à plusieurs aptitudes.

Le côté théorique exposé, nous allons, dans une troisième étude, demander aux choses pratiques de la vie de nous en fournir des preuves.

Aurillac, le 15 juin 1895.

Dr J. RAMES.

www.ingramcontent.com/pod-product-compliance
Lightning Source LLC
Chambersburg PA
CBHW071255130726
47998CB00003B/1196